DE LA NATURE

DE L'HÉMÉRALOPIE.

RAPPORT

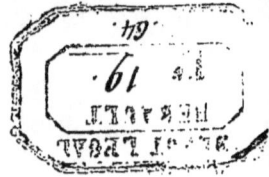

sur un Mémoire de M. NOZERAN, intitulé : DE L'HÉMÉRALOPIE,

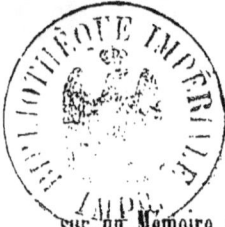

LU

A LA SOCIÉTÉ DE MÉDECINE ET DE CHIRURGIE PRATIQUES DE MONTPELLIER,

DANS LA SÉANCE DU 1er DÉCEMBRE 1863,

PAR

Alfred ESTOR,

MEMBRE TITULAIRE DE LA SOCIÉTÉ, PROFESSEUR-AGRÉGÉ A LA FACULTÉ
DE MÉDECINE DE MONTPELLIER.

MONTPELLIER,

JEAN MARTEL AÎNÉ, IMPRIMEUR DE LA FACULTÉ DE MÉDECINE,

RUE DE LA CANABASSERIE 2, PRÈS DE LA PRÉFECTURE.

1863
1864

MESSIEURS,

Dans la dernière séance, j'ai été chargé de vous faire un rapport sur un mémoire de M. Nozeran, intitulé : *de l'héméralopie*. Embarqué à bord de la frégate amirale *la Pallas*, pendant une campagne dans l'Océan-Pacifique, l'auteur a été parfaitement à même d'observer dans tous ses détails cette intéressante névrose ; il en trace un tableau fidèle, mais non content de ce rôle d'observateur consciencieux, il cherche à en éclairer l'étiologie. Un grand fait la domine : « Ayant interrogé les malades, — dit notre auteur, — sur les circonstances qui avaient précédé l'invasion de cette cécité nocturne, ils ont tous répondu qu'avant de perdre la vue, ils étaient déjà à l'hôpital du bord traités pour le scorbut. » Et ailleurs : « L'éveil est donné, aussi M. le chirurgien-major a-t-il soumis tout l'équipage à un traitement prophylactique du scorbut. La thérapeutique employée a été couronnée de succès ; les accidents scorbutiques ont été limités à trente hommes de l'équipage seulement, et ces trente hommes seuls ont été atteints d'héméralopie. »

Tels sont, en deux mots, l'esprit et le but du mémoire de M. Nozeran : l'héméralopie est un symptôme du scorbut et de l'anémie qui l'accompagne inévitablement.

« Quant à la nature de cette bizarre affection, — dit l'auteur en terminant, — ce n'est pas moi qui oserai l'expliquer. »

Eh bien ! Messieurs, permettez-moi d'avoir cette prétention et, quittant mon rôle de rapporteur, de vous dire :

L'héméralopie est une paralysie réflexe de la rétine, succédant le plus ordinairement à la lésion des nerfs de la cinquième paire. Je vais essayer de le prouver.

Messieurs, je n'ai pas besoin de défendre devant vous la doctrine des paralysies que Whytt et Prochaska avaient nommées sympathiques, que les physiologistes modernes appellent réflexes. Grâce aux études clini-

ques de Graves, aux admirables travaux de Marshall-
Hall, aux savantes recherches de Brown-Sequard,
dont l'ouvrage récent sur les paralysies des membres
inférieurs [1] a obtenu un si grand succès en Angleterre
et aux États-Unis, il est aujourd'hui parfaitement
admis que lorsqu'une cause de nature paralysante agit
sur certaines branches de l'arbre nerveux, elle peut
aussi étendre son influence du côté des centres, être
renvoyée alors par un mouvement réflexe et rayonner
sur des régions périphériques plus ou moins éloignées [2].

Voici l'exemple le plus simple qu'on puisse donner
de ces paralysies : il appartient au professeur de
Dublin. « Si vous maniez de la neige, — dit Graves,
— si vous plongez vos mains dans un mélange réfrigé-
rant ou dans un liquide d'une basse température, au
bout de quelque temps les parties refroidies perdent
leur sensibilité, puis leur motilité, et vous avez ainsi
produit une paralysie locale momentanée, mais complète : ces faits sont connus de tous. Mais il est un
point qui n'a pas été signalé et qui se rattache directement à notre sujet. Cette paralysie n'est pas limitée
aux doigts et aux mains : faites l'expérience, et vous

[1] *Lectures on the Diagnosis and Treatmen of the principal
Formes of paralysis of the Lower Extremities.* 1861.
[2] Graves, Leçons de clinique médicale, T. I, p. 701.

verrez que les muscles de l'avant-bras ne peuvent plus exécuter les mouvements de flexion et d'extension, et que l'articulation du poignet est presque immobilisée. Ces muscles sont donc atteints par l'affection paralytique des parties refroidies, et cependant, profondément situés, protégés par les vêtements, ils sont restés complètement à l'abri du froid [1]. » C'est là évidemment l'exemple le plus élémentaire qu'on puisse fournir d'une paralysie réflexe.

L'héméralopie se montre-t-elle dans des conditions favorables à la facile production de phénomènes réflexes ? Et d'abord, quelles sont ces conditions ? Il en est deux principales que je me contente de rappeler : l'appauvrissement du sang, l'anémie, la diminution des globules et de l'albumine ; en second lieu, le rapprochement des origines des nerfs incidents et des nerfs réflexes. Ces deux conditions se retrouvent au plus haut degré dans l'histoire de la névrose que nous étudions.

Le scorbut et par suite l'anémie dominent la pathogénie de l'héméralopie : la plupart des chirurgiens de marine sont d'accord. Permettez-moi de rappeler, à côté des assertions si bien justifiées de M. Nozeran,

---

[1] Ouv. cit., T. I, p. 645.

l'opinion de M. E. Vallin, qui, dans un article inséré dans le *Moniteur des hôpitaux*, de l'année 1859, sur l'héméralopie symptomatique, considère le vice scorbutique comme une cause fréquente de cécité nocturne. M. Henri Guéneau de Mussy, pendant un voyage autour du Monde sur *la Vénus*, a aussi remarqué la coïncidence très-fréquente d'héméralopie et de scorbut.

Dans la thèse inaugurale récente de M. Le Coniat, sur la campagne du *Rhône* dans les mers de la Chine, je trouve la proposition suivante : A bord du *Rhône*, l'héméralopie a d'abord sévi sur ceux des hommes qui ont accusé des symptômes scorbutiques, et, pendant toute la traversée, l'intensité de cette affection a suivi une marche analogue à celle de ces derniers.

D'un autre côté, existe-t-il un rapport de voisinage entre les origines des nerfs de la seconde et de la cinquième paire ? Sans invoquer les données anatomiques, si décisives en pareille question, je veux m'en tenir aux faits cliniques pour établir les relations sympathiques qui unissent le nerf optique au trifacial.

Un jeune élève d'un établissement d'instruction de Montpellier, en préparant de l'hydrogène, fait passer, dès le début de l'opération, l'extrémité du tube adducteur devant la flamme d'une bougie : le mélange détonnant prend feu et l'appareil vole en éclats. Un bouchon de liége vient violemment heurter la région sus-orbitaire du jeune expérimentateur, qui, quelques instants après l'accident, s'aperçoit que sa vue s'est singulièrement affaiblie du côté blessé; malgré tous les moyens employés, l'amblyopie s'accroît d'heure en heure et l'amaurose devient complète. Une foule de faits de même nature prouve que l'excitation de la branche frontale de la cinquième paire peut, par action réflexe, agir sur la rétine et amener la cécité.

Voici un second exemple que j'emprunte aux leçons cliniques de Graves : « Un étudiant en médecine, qui voyageait dans le pays de Galles sur l'impériale de la malle-poste, fut exposé pendant plusieurs heures à un vent du nord-est qui lui frappait directement la figure. Arrivé au terme de son voyage, il s'aperçut qu'il avait la vue troublée; il voyait tous les objets comme à travers un voile de gaze : c'était là bien évidemment un léger degré d'amaurose; mais il n'y avait ni céphalalgie, ni symptômes gastriques; on ordonna néanmoins à ce jeune homme de se faire appliquer des ventouses à la nuque et de prendre des purgatifs énergiques.

» Quelques jours après, il venait me consulter (c'est Graves qui parle), et je m'apercevais immédiatement qu'il y avait quelque chose d'extraordinaire dans son affection ; après un interrogatoire prolongé, je finis par apprendre qu'il avait été soumis à l'influence d'un courant d'air froid. Dès-lors, je compris que la rétine était affectée par suite de l'impression anormale qu'avaient subie les branches de la cinquième paire qui se distribuent à la face. Je ne perdis pas mon temps à combattre une congestion cérébrale imaginaire ; mais j'excitai la peau de la face, du front et des tempes, et le malade guérit [1]. »

Voulez-vous, Messieurs, une preuve inverse de cette action réciproque que la deuxième et la cinquième paire peuvent exercer l'une sur l'autre ; elle me paraît péremptoire, car elle est basée sur l'observation de tous les praticiens. Remarquez ce qui se passe dans les névralgies de la face : Quelle est la condition que les malades cherchent instinctivement à réaliser ? C'est l'obscurité. Dans les cas de névralgies intenses, la brusque apparition d'une vive lumière est l'occasion d'atroces souffrances. Et ne voyons-nous pas tous les jours l'action d'une clarté trop éclatante déterminer un accès de migraine ? Il est bien peu de faits médicaux basés sur un aussi grand nombre d'observations concluantes. Ces réflexions nous montrent l'impor-

[1] *Loc. cit.,* p. 700.

tance que l'étude des altérations de la rétine peut
avoir pour le diagnostic des névralgies faciales ; toutes
les fois qu'elles persistent avec opiniâtreté, l'examen
ophthalmoscopique devient un devoir et une ressource
précieuse. Mais ne perdons pas de vue l'objet principal de cette étude.

Les branches de la cinquième paire sont-elles in-
téressées dans le scorbut? Il est inutile de répondre
à cette question ; chacun sait que les altérations des
gencives et de la face interne des joues sont d'une
telle fréquence dans le scorbut, qu'on a souvent
cherché à les donner comme des symptômes pathog-
nomoniques de la maladie.

Voilà donc, en résumé, une lésion évidente de certaines branches de la cinquième paire, les conditions
générales les plus favorables au développement des
phénomènes réflexes. Sur quel nerf devra porter l'action en retour? Évidemment sur le nerf optique, qui
est avec le trijumeau en relations sympathiques très-
fréquentes.

La meilleure preuve nous est fournie par la nature
du traitement employé. S'adresse-t-on à la rétine et
au nerf optique ? Jamais. Cherche-t-on à modifier
l'état des centres nerveux ? Nullement. Les moyens
les plus efficaces s'adressent à la cinquième paire,

cause première de tout le mal. Tous les chirurgiens de marine sont d'accord, et M. Nozeran constate le fait : il faut, avant tout, s'occuper des soins locaux à donner aux diverses ulcérations des gencives : frictions avec la poudre de charbon et de quinquina, application de suc de citron, et surtout l'usage journalier de cautérisations de toute nature.

Il est encore un moyen très en vogue, et qui, d'après certains écrivains, s'adresserait directement à la cécité : je veux parler de l'action sur les yeux des vapeurs ammoniacales. Il n'en est rien cependant : ces vapeurs ammoniacales sont des excitants du système nerveux. Mais sur quelles branches portent-elles leur action ? Ce n'est certes pas sur la rétine ou le nerf optique, trop éloignés de la surface du corps; les vapeurs irritantes portent sur les paupières, les joues, la face tout entière, qui reçoit la sensibilité des diverses branches du trijumeau. C'est ainsi qu'il faut comprendre les bons effets qu'on retire de leur emploi.

Bamfield a recours à des applications successives de vésicatoires de la grandeur d'un petit écu, placés près de l'angle externe de l'œil. « Dès la première application, dit-il, ordinairement le malade peut voir confusément la lumière d'une chandelle; très-souvent

une deuxième application détermine un entier réta-
blissement. » Enfin, dans quelques cas rares et très-
opiniâtres, il est allé jusqu'à appliquer dix vésicatoires
successifs. On doit évidemment comprendre les heureux effets du vésicatoire de la même manière que
l'on explique les succès du traitement par les fumigations irritantes, c'est-à-dire par une action sur les
nerfs de la cinquième paire.

Quant au traitement général chargé de combattre
l'anémie, il est surtout utile en supprimant une des
conditions essentielles de la facile production des phénomènes réflexes.

Mais l'altération du trifacial, point de départ de
tout le mal, est-elle toujours de nature scorbutique?
Assurément non; l'affection catarrhale peut, comme
le scorbut, être l'origine de l'héméralopie. Presque
inconnue dans la population civile, l'héméralopie se
rencontre fréquemment dans l'armée et s'y montre
presque toujours associée à l'affection catarrhale.
M. Baizeau, médecin-major du 58ᵉ de ligne, en
observa une épidémie dans son régiment. Cette épidémie fut surtout intense pendant le séjour du régiment au camp de Sathonay; plus tard, à Marseille,
l'héméralopie reparut, frappant exclusivement deux
compagnies logées sous la tente.

Une observation qui prouve, comme les faits pré-
cédents, l'influence du refroidissement, et qui a été
faite par tous ceux qui ont étudié l'aveuglement nocturne dans l'armée, Poulain, Biard, Valette, Bégin, etc.,
consiste en ce que la maladie n'affecte presque jamais
les officiers et les sous-officiers. Sur plus de trois
cents hémérolopes que M. Baizeau a traités, ce mé-
decin n'a compté que deux officiers ; les caporaux, les
tambours, les musiciens, les soldats ouvriers jouissent
d'une immunité semblable [1]. L'opinion de M. Baizeau
est que les variations subites de température sont de
toutes les circonstances étiologiques de la cécité nocturne celle qui agit avec le plus de puissance ; il
cherche à démontrer que le refroidissement causé par
les gardes de nuit est une cause autrement énergique
que toute excitation prolongée de la rétine. Malgré
cette saine appréciation des circonstances étiologiques,
M. Baizeau n'en cherche pas moins, à la fin de son
mémoire, à combattre l'affection rétinienne, et donne
dans ce but la préférence aux fumigations aqueuses
chaudes, d'un quart d'heure de durée et répétées
deux fois par jour. Le remède est souverain, mais il
lui est bien difficile d'agir sur la rétine, et nous expli-

---

[1] Journal de méd. et de chir. prat., T. XXXII, p. 489.

quons plus naturellement ses succès par une action
énergique sur les nerfs de la cinquième paire. Il est
inutile d'insister sur l'analogie que présentent les faits
qui précèdent, avec celui relaté par le professeur de
Dublin.

Mon collègue et ami M. Battle m'a communiqué le
récit d'un certain nombre d'héméralopies catarrhales
observées par lui dans les Pyrénées-Orientales, et
voici dans quelles conditions. Pendant les mois de
juillet et d'août, on a l'habitude, dans ce départe-
ment, pour fertiliser le sol, de se livrer à d'abon-
dants arrosages ; et pour mettre à profit toute la quantité d'eau disponible, on arrose, jour et nuit, sans
interruption.

C'est toujours chez les individus qui ont surveillé
ces opérations la nuit que l'héméralopie s'est montrée ;
un habitant de Vinça a présenté, trois années de suite,
les mêmes symptômes de cécité nocturne et dans
les mêmes circonstances étiologiques. Le traitement
employé consiste dans l'usage de fumigations d'eau
chaude contenant quelques fragments de foie de bœuf.
Cette dernière substance est-elle inerte ou joue-t-elle
un rôle comme excitant du système nerveux, par la
petite quantité de bile qu'elle contient ? C'est ce qu'il
est difficile de décider.

Ce traitement avait déjà été mis en usage à Stras-
bourg en 1762 pendant une épidémie d'héméralopie.
Il avait été, dit-on, enseigné à ses camarades par un
vieux soldat, et produisit des guérisons nombreuses et
rapides. Dumont, dans son *Mémoire sur la goutte
sereine épidémique,* l'a essayé chez plus de 250 malades de son régiment, et a fait, dit-il, toutes les
épreuves nécessaires pour amener une profonde con-
viction à l'égard de son utilité.

Sauvages avait déjà observé une héméralopie épidémique dans les environs de Montpellier, dans les
villages et lieux humides avoisinant les rivières ; elle
se montrait surtout chez les soldats qui couchaient en
plein air au milieu d'une atmosphère humide.

Enfin, une dernière question mérite encore de nous
arrêter quelques instants. Le trijumeau est-il le seul
nerf qui puisse, par action réflexe, déterminer l'héméralopie ? Nous devons répondre négativement. La
présence d'helmintes dans le tube intestinal qui produit
tous les jours les phénomènes réflexes les plus variés
et les plus nombreux ; a été accusée de déterminer une
héméralopie de même nature. M. Battle nous a dit
récemment en avoir recueilli deux observations remarquables. Il existe une héméralopie vermineuse.

En médecine, MESSIEURS, une bonne théorie n'est

pas la source d'une simple satisfaction de l'esprit, elle a nécessairement sur la pratique des conséquences immédiates ou éloignées. Le résultat de l'étude que je viens de vous soumettre doit nous porter à éloigner de l'œil tout traitement irritant ou nuisible pour cet organe; ce traitement doit directement et exclusivement porter sur le nerf incitateur, qui est le plus souvent le trijumeau. Je proposerais volontiers les excitants du système nerveux appliqués aux branches superficielles de la cinquième paire, les vésicatoires ammoniacaux pansés avec la strychnine, etc. Le fer rouge, porté sur les ulcérations des gencives ou de la muqueuse buccale en général, aurait et a, en effet, les plus heureux résultats, etc.

L'étude des conséquences éloignées des principes que je viens d'exposer nous entraînerait beaucoup trop loin ; elle nous montre combien s'agrandit dans toute névrose le champ de l'investigation médicale. Le corps entier, dans certains cas, doit être soumis au plus minutieux examen. Mais, nous restreignant aux altérations oculaires, quel intérêt et quelle clarté ne jetterait pas l'étude clinique des lésions de la cinquième paire sur un certain nombre de maladies de l'organe de la vision, qui ne se signalaient naguère aux médecins que par la plus dangereuse singularité? Com-

ment méconnaître, en présence de l'étiologie généra-
lement admise, la funeste influence des nerfs de la
cinquième paire sur la production de cette redoutable
ophthalmie d'Égypte, et de quelle importance pratique n'est-il pas de savoir qu'il faut déplacer le lieu
d'application du traitement local curatif et surtout
prophylactique !

Dans l'étiologie de l'amaurose, la part de la cinquième paire est assurément considérable, et je n'en
voudrais d'autres preuves que la nature du traitement
employé. En dehors du traitement général dont les
effets sont plus que contestables, l'auteur de l'article
Amaurose du dictionnaire de Nysten résume ainsi les
ressources de la thérapeutique : on prescrit les col-
lyres excitants, l'exposition de l'œil à la vapeur du
baume de Fioraventi, les lotions et les douches avec
les eaux sulfureuses ou ferrugineuses, l'application de
moxas et de vésicatoires sur le trajet des nerfs qui
sortent de l'orbite. Comment méconnaître que tous
ces moyens s'adressent essentiellement et exclusivement à la cinquième paire ? Les propositions suivantes
me semblent résumer les faits démontrés par les con-
sidérations qui précèdent.

1° Aucun fait connu d'héméralopie n'autorise à
admettre une héméralopie idiopathique, c'est-à-dire

causée par une lésion de la rétine , du nerf optique ou de la partie des centres nerveux qui lui correspond. Dans tous, l'influence déterminante d'un nerf incitateur est incontestable; l'héméralopie est donc une paralysie réflexe de la rétine [1].

2° La cinquième paire est le plus souvent le nerf incident, mais elle n'est pas le seul, comme le prouvent les faits d'héméralopies vermineuses.

3° La nature de la lésion du nerf incident varie, et peut être scorbutique, catarrhale ou simplement mécanique.

4° Le traitement doit s'adresser au nerf primitivement atteint, et peut varier suivant la nature de l'affection.

[1] Il existe dans la science quelques faits épars d'héméralopie congénitale. Les plus remarquables ont été consignés par H.-E. Richter dans une dissertation : il y est question d'une héméralopie congénitale observée chez trois enfants de la même famille; la cécité nocturne n'était pas complète chez ces trois individus; mais elle résista à tout traitement employé, et durait encore alors que les sujets atteints avaient 20, 25 et 29 ans. Faut-il voir dans ces faits exceptionnels des exemples d'héméralopie idiopathique; nous n'aurions aucune répugnance à l'admettre, mais nous pensons que ces cas rares ne doivent point nous faire modifier nos conclusions, absolues pour tous les cas observés d'héméralopie épidémique.

5° Parmi les circonstances relatives à l'état général du malade, il faut surtout étudier et combattre celles qui favorisent la facile production des phénomènes réflexes, et en particulier l'anémie.

MESSIEURS, les réflexions que je viens de vous soumettre m'ont été inspirées par la lecture du mémoire de M. Nozeran : c'est vous dire tout l'intérêt qu'elle m'a causé. Je vous propose donc de lui accorder le titre, qu'il sollicite, de Membre correspondant.

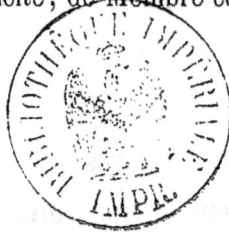

FIN.